AF460753

LES SOURCES MINÉRALES

ET L'ÉTABLISSEMENT THERMAL

DE

Forges-les-Eaux

NORMANDIE (Seine-Inférieure)

EXTRAITS D'UN OUVRAGE DU Dr CAULET

ANCIEN MÉDECIN-INSPECTEUR DES EAUX
ANCIEN INTERNE ET LAURÉAT DES HÔPITAUX DE PARIS
MEMBRE DE LA SOCIÉTÉ D'HYDROLOGIE

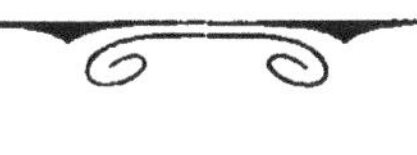

Annotés par le Docteur MATHON

...onsultant à l'Établissement thermal

1902

AVIS

Au moment où l'attention des médecins est plus vivement attirée sur l'importante Station hydrominérale de Forges-les-Eaux, que la création de plusieurs express met à 2 h. 1/2 de Paris, 1 h. de Dieppe, de Rouen et d'Amiens, et qui est située dans la partie la plus haute et la plus belle de la Normandie, qu'on appelle communément la "Petite Suisse Normande", il a paru utile et opportun de leur fournir quelques renseignements sur ses Eaux et les diverses conditions de la cure qui ont été étudiées d'une façon toute spéciale par de savants hydrologues.

C'est pour remplir ce but qu'est publiée la présente notice.

Puisse-t-elle servir à faire apprécier, comme elles le méritent, des Eaux dont on ne trouve nulle part l'équivalent et qui continuent à faire tous les ans *des espèces de miracles*, comme l'écrivait déjà, en 1603, le Docteur Antoine Marteau, médecin de l'Hôpital d'Aumale.

LES SOURCES MINÉRALES

DE FORGES-LES-EAUX (NORMANDIE) (1)

Les trois sources d'Eaux minérales de Forges, appelées la *Reinette*, la *Royale*, et la *Cardinale* sont situées au couchant du bourg, dans un agréable vallon où l'on descend par une belle et longue avenue d'arbres. *

****Depuis la publication de l'ouvrage du Dr Caulet, de nombreuses et importantes améliorations ont été apportées à l'Établissement thermal.***

Un parc magnifique a été créé. Sillonné de nombreuses promenades, agrémenté d'un lac poissonneux situé au centre, ce parc est certainement un des plus beaux qui existent en France. Sa contenance est d'environ quinze hectares. Des milliers de baigneurs peuvent donc s'y promener à l'aise. Par une heureuse disposition naturelle, il offre tous les avantages que l'on recherche dans la journée :

D'un côté, à gauche, une terrasse sur laquelle on construit actuellement un splendide édifice qui sera appelé **Palais d'Été.** ***Une partie de ce palais, la*** **Salle des Fêtes et deux Salons** ***(de conversation et de lecture), éclairés à l'électricité, seront ouverts au public le 1er juillet 1902. Ces importants travaux sont exécutés sous la direction de M. Henri Fivaz, architecte de la Station Thermale.***

De l'autre côté, à droite, un vallon avec, en pente douce, un reste de la forêt de Bray.

Au milieu du parc, coule la petite rivière de l'Andelle, grossie de l'eau du puits artésien qui débite plus de 100.000 litres d'eau par jour et dont la chute, sous les grands arbres, cause un sentiment d'agréable fraîcheur.

---

(1) La Station hydrominérale de FORGES-LES-EAUX, qui a appartenu pendant près de trois siècles à la famille des ducs de Longueville et de Montmorency, gouverneurs de Normandie, pairs et maréchaux de France, et ensuite à une Société par actions, est aujourd'hui, avec toutes ses dépendances, ainsi que le Grand-Hôtel du Parc, la propriété de M. Paul Baudry, directeur général, à Paris, de la Compagnie d'assurances sur la vie, la *Mutual Life* de New-York.

S'il fait très chaud, on se tient le long de l'Andelle, sous la feuillée des arbres centenaires, ou bien on se promène dans le bois, où le soleil ne pénètre jamais, si ce n'est, çà et là, pour y faire quelques éclaircies agréables à l'œil.

S'il pleut ou s'il fait froid, on se tient au Palais où l'on trouve toutes les attractions communes aux villes d'eaux.

Quand il ne fait pas trop chaud, on peut se livrer à l'exercice du canotage, sur le lac qui couvre près de 20.000 mètres superficiels, ou au plaisir d'une pêche fructueuse ou jouer au lawn-tennis.

(Dr Mathon)

En entrant par la route dans l'Établissement thermal, on aperçoit les sources sur la droite; elles se trouvent à 1 mètre 90 au-dessous du sol, dans une petite cour quadrilatérale, dallée en micaschiste, où l'on a creusé pour chacune d'elles un bassin séparé.

Au bas de l'escalier, on voit d'abord les deux sources *Reinette* et *Royale,* contiguës et distantes seulement l'une de l'autre de 2 pieds ; la *Cardinale* est à quelques pas des précédentes, dans une des encoignures de la cour et au long du mur de clôture.

La *Reinette* et la *Cardinale* coulent horizontalement, la *Reinette* de l'Est à l'Ouest et la *Cardinale* du Nord au Sud. La *Royale* sourd perpendiculairement au milieu des deux autres et coule ensuite de l'Est à l'Ouest comme la *Reinette.*

Ces sources se déversent par des conduits souterrains dans un quatrième bassin en grès, où elles réunissent et confondent leurs eaux ; de là elles vont, au moyen d'un canal voûté, alimenter le grand réservoir destiné aux bains.

Propriétés physiques des Eaux de Forges. — Les eaux des trois sources sont sans odeur, et d'une limpidité parfaite.

L'eau de la *Cardinale,* très nette et transparente comme celle des deux autres, présente à sa surface une pellicule irrisée, fort recherchée d'ordinaire des buveurs, qui la désignent sous le nom de crême de la *Cardinale.*

La saveur n'est pas la même dans les trois sources; elle est fraîche dans toutes ; peu ferrugineuse dans la *Reinette,* franchement ferrugineuse dans la *Royale,* et décidément atramentaire dans la *Cardinale.*

La température est à peu près la même dans les trois sources. Le thermomètre plongé dans les bassins a rapporté, après 20 minutes d'immersion :

Pour la Reinette	7°	centigrades.
— la Royale	7°	—
— la Cardinale..........	6°	—
Réservoir commun..........	6° 1/2	—

Cette température est constante ; les variations dans l'intensité de la chaleur atmosphérique ne l'influencent que d'une manière insignifiante.

Les bassins des trois sources sont plus ou moins chargés d'un dépôt rouge ocracé, globuleux, adhérent aux parois ; ce sédiment, dont la présence atteste la dissolution du fer dans l'eau, prend, dans les conduits souterrains où circule le trop plein des sources, un aspect tout particulier qui frappa vivement M. le professeur Henry, lorsqu'il vint à Forges faire l'analyse des Eaux.

« Ce n'est plus un amas rouge ocracé, mais une réunion de flocons d'aspect lanugineux, rouges ou rosés, très légers ; quelques-uns même sont tout à fait blancs et comme soyeux. Vient-on à recueillir ces flocons, qui se divisent avec une grande facilité, on y aperçoit, à l'aide du microscope, une réunion de conferves parfaitement organisées, au milieu d'une masse grisâtre amorphe, et de parties ferrugineuses, n'offrant également aucune forme. » (1)

---

(1) Henry, *Analyse de l'eau ferrugineuse de Forges-les-Eaux,* 1845, page 7.

Quantité du Débit des Sources. — La quantité d'eau minérale débitée par chaque source a été déterminée avec soin, et a donné les résultats suivants :

Reinette......	900 litres par heure,	21,600 par jour
Royale.......	450 —	10,800 —
Cardinale....	180 —	4,320 —

C'est-à-dire 36,720 litres par jour pour les trois sources réunies.

« Ce débit ne varie pas ; dès le XVIIe siècle, on a noté que cha-
« que source coule également l'été et l'hiver ; on ne s'aperçoit
« d'aucune diminution de leurs eaux dans les plus grandes séche-
« resses, ni d'aucune augmentation de leur volume par les
« plus grandes pluies. » (1)*

***Le débit des sources est toujours le même. Leur température est constante, j'en ai fait la constatation pendant le grand hiver de 1879-1880 ; alors que toutes les sources d'eaux vives environnantes étaient gelées, seules, les sources ferrugineuses de Forges continuaient à couler tranquillement et toujours à la même température.**

Les expériences faites à Forges, en 1891, par le Dr Labat, vice-président de la Société d'Hydrologie, ont donné lieu aux mêmes constatations.

Il existe une quatrième source, appelée Saint-Antoine, découverte par le Dr Cisseville en 1836. Son débit est de beaucoup supérieur à celui des trois premières : environ 500.000 litres par jour, qui se déversent dans le lac. Elle n'a pas encore été utilisée, mais elle le sera prochainement et rendra de grands services, surtout au point de vue hydrothérapique (Dr Mathon).

Propriétés chimiques des Eaux de Forges. — La nature ferrugineuse des Eaux de Forges est connue, pour ainsi dire, depuis l'époque de leur découverte. Linand rapporte que le chevalier de Verenne, lorsque le hasard l'amena à boire aux sources, trouva en les goûtant qu'elles « causoient une odeur et un goût de fer »,

(1) Larouvière, *Nouveau système des Eaux de Forges*, 1699.

et que, de suite, « il imagina qu'elles étaient semblables à celles de Spa. »

Pendant longtemps on n'en sut pas davantage, et les nombreuses analyses de ces Eaux, qui furent faites dans le cours des XVIIe et XVIIIe siècles, n'en apprirent pas plus long sur leur composition que ce qu'indiquaient le dépôt ocracé des parois des bassins et l'enduit jaune rougeâtre dont se recouvrent, à la longue, les vases dont on se sert habituellement pour puiser l'eau aux sources.

Ces essais de la chimie dans l'enfance ne pouvaient que confirmer ce que faisait pressentir la différence dans la saveur des sources, et ce que révélait suffisamment cette expérience vulgaire, répétée chaque jour par les buveurs, qui font macérer pendant quelques minutes une feuille ou deux de chêne, broyée dans un verre d'eau minérale, et jugent, à la différence des couleurs produites, que l'eau de la *Royale* est plus ferrugineuse que l'eau de la *Reinette* et moins que celle de la *Cardinale.*

On pensait généralement que le fer existait dans ces eaux sous la forme vitriolique, lorsqu'en 1780, Duchanoy vint combattre cette hypothèse et annoncer qu'il s'y trouvait dissous à l'aide d'un acide gazeux. Peu à peu, la découverte de Black sur l'air fixe ou acide carbonique, les recherches de Bergmann, de Priestley, de Rouelle, de Guyton de Morveau, de Fourcroy et autres, ayant appris enfin à le regarder comme le dissolvant naturel du carbonate de chaux et du carbonate de fer, on a expliqué alors pourquoi certaines eaux étaient troublées par l'exposition à l'air, ainsi que par l'ébullition ; pourquoi elles déposaient de la rouille de fer, ou à leur surface ou dans les canaux qu'elles parcourent. De ce moment, la classification des Eaux ferrugineuses devint plus facile et plus naturelle ; les sources de Forges obtinrent une place bien déterminée dans le tableau des Eaux minérales, et l'immortel auteur du *Système des connais-*

sances chimiques les proposa comme **modèle** dans le premier ordre des eaux ferrugineuses simples, où le fer se trouve dissous par un excès de l'acide carbonique avec lequel il est combiné.

La première analyse chimique digne de ce nom, faite en 1812, à Forges même, par M. Robert, pharmacien en chef de l'Hôtel-Dieu de Rouen, vint confirmer cette opinion. En effet, après une série d'opérations, qu'il décrit avec une grande lucidité, M Robert a trouvé :

	REINETTE.	ROYALE.	CARDINALE.
Eau	1 pinte.	1 pinte.	1 pinte.
Acide carbonique	1/4 de son vol.	1 f. et 1/4 de s. v.	2 fois son vol.
Carbonate de chaux	1/4 de grain.	3/4 de grain.	3/4 de grain.
Carbonate de fer	1/8 —	1/2 —	5/6 —
Chlorure de sodium	3/4 —	5/8 —	6/10 —
Sulfate de chaux	1/3 —	1/2 —	1/2 —
Chlorure de magnésium	1/5 —	1/8 —	1/5 —
Chlorure de silicum	1/16 —	1/12 —	1/6 —
Sulfate de magnésium		2/7 —	3/10 —

L'analyse de M. Robert, dont le travail fut considéré comme une œuvre remarquable, ne pouvait pas être plus exacte à l'époque où elle eut lieu ; mais, comme ses résultats concordaient assez bien avec ce qu'on savait de la composition de la plupart des eaux ferrugineuses, et qu'ils expliquaient naturellement les différentes propriétés de ces eaux, on regardait cette analyse comme suffisamment complète. Il était évident, toutefois, que la question des flocons ferrugineux n'était pas résolue au point de vue de la composition chimique, lorsque, en 1845, M. le professeur Chevalier, visitant les Eaux de Forges, crut reconnaître, dans les flocons surnageant dans les bassins, et, quelques jours plus tard, constata positivement, par l'examen qualitatif, la présence du crénate et de l'apocrénate de fer, dont l'existence a été signalée pour la première fois par Berzélius, dans les Eaux minérales de Porla (Suède).

Une nouvelle analyse devenait dès lors nécessaire : le Ministre de l'agriculture et du commerce voulut bien l'ordonner, et l'Académie de médécine désigna pour l'opérer, M. le professeur

Henry, chef de ses travaux chimiques, qui se rendit à Forges et fit, à l'Établissement même, l'opération qui lui était confiée.

M. Henry, admet comme résultat de son analyse chimique, pour l'eau intacte des trois sources d'Eaux minérales de Forges, la composition suivante :

	Pour 1,000 gram. d'eau *intacte* prise à son point d'émergence.			
	SUBSTANCES MINÉRALISANTES	SOURCE CARDINALE	SOURCE ROYALE	SOURCE REINETTE*
	Acide carbonique libre.....	Litre 0,225 millil. 1/5 vol.	Litre 0,250 millil. 1/4 vol.	Litre 0,166 millil. 1/6 vol.
Principes fixes	Bicarbonate de chaux ..... / — de magnésie..	gramm. 0,0761	gramm. 0,0934	gramm. 0,1005
	Chlorure de sodium.......	0,0120	0,0170	0,0540
	— de magnésium...	0,0030	0,0080	0,0300
	Sulfate de chaux..........	0,0400	0,0240	0,0100
	— de soude......... / — de magnésie.......	0,0060	0,0100	0,0060
	Nitrate magnésien.........	»	Indices	»
	Crénate alcalin (potasse)...	0,0020	0,0020	Traces
	Silice et alumine..........	0,0330	0,0340	0,0380
	Sel ammoniacal (carbonate sans doute)..............	Sensible	Traces	Traces
	Crénate de protoxide de fer	0,0980 (1)	0,0670 (2)	0,0220 (3)
	— de manganèse.....	Traces	Traces	Traces
	Sels	0,2701	0,2554	0,2605 (4)
	Eau pure....... ...	999,7299	999,7446	999,7395
		1000,0000	1000,0000	1000,0000

(1) Représente en fer métallique 0,0588
(2) — — 0,0402
(3) — — 0,0105
(4) L'augmentation des sels vient de l'addition de l'acide carbonique qui constitue les *bicarbonates*.

En examinant les chiffres rapportés dans l'analyse ci-dessus, relatifs à* **la Reinette, *qui ne contient que 22 milligr. de crénate de protoxyde de fer, soit un centigramme seulement de fer réel, on voit de suite que cette Source fournit une eau de table extrêmement pure, légère et reconstituante* (Dr MATHON).

On voit, par l'exposé du résultat des deux analyses chimiques opérées à 35 ans d'intervalle, la différence qui existe entre elles, en ce qui concerne le sel essentiellement minéralisateur et caractéristique de ces sources d'Eaux minérales.

Il reste définitivement acquis à la science que celui-ci est un crénate de protoxyde de fer (crénate ferreux) complètement dissous dans ces eaux à leur point d'émergence.*

***Les recherches du professeur Wurtz, consignées dans son Traité de Chimie médicale, et, tout dernièrement, l'analyse du Dr Labat, vice-président de la Société d'Hydrologie, viennent mettre hors de doute la présence du crénate de fer, comme principe minéralisateur des Eaux de Forges (Dr Campardon, notice sur Forges-les-Eaux, 1881).**

Voici les résultats de l'analyse chimique de la **Source St-Antoine***

SOURCE SAINT-ANTOINE

Analyse faite par MM. GIRARDIN et MORIN, sur l'ordre du Préfet de Rouen en 1836.

Un litre d'eau contient :

Acide carbonique libre	0.0805	0.0805
Carbonate de protoxyde de fer (1)	0.0580	
— de chaux	0.0189	
Chlorure de calcium	0.0250	
— de sodium	0.0158	
— de magnésium	0.0043	0.1580
Sulfate de calcium	0.0140	
— de magnésium	0.0043	
Silice	0.0130	
Matière organique bitumineuse	0.0047	
Eau pure	999.7615	999.7615
	1.000.0000	1.000.0000

***Extrait du Précis des Travaux de l'Académie Royale des Sciences, Belles-Lettres et Arts de Rouen, pour 1857, et du Journal de Pharmacie et des Sciences accessoires, de Mai 1857** (Dr MATHON).

Nous avons dit que l'eau des trois sources réunies, pour se rendre dans un bassin situé sous l'Établissement, parcourait un

(1) A cette époque, le crénate de fer n'avait pas encore été reconnu.

canal souterrain voûté en briques. Dans ce trajet, elle laisse un dépôt dont l'abondance étonne toujours les personnes qui le voient. L'examen de ce dépôt devenait très important, considéré qu'il était, comme le représentant du principe *spécial ferrugineux* des eaux de Forges, dans un état, on peut le dire, *plus concentré*, et où il était bien plus facile d'en connaître la nature.

Après une série d'opérations minutieuses, M. Henry a reconnu que ce dépôt, ne contenant qu'une trace insignifiante d'acide carbonique, se composait, pour cent parties amenées à l'état sec, savoir :

Matière organique (acide crénique et apocrénique)	14,7
Sesquioxide de fer avec traces de manganèse....	81,1
Salle ou mica, carbonate de chaux et conferves..	4,2

A part les conferves, c'est ce composé qui fait la base des Eaux ferrugineuses de Forges-les-Eaux. Il existe *primitivement* dans l'eau, à son point d'émergence, à l'état de *proto-crénate* soluble ou dissous à la faveur d'un excès d'acide carbonique aussi cette eau est-elle parfaitement limpide et transparente ; mais lorsqu'elle reste exposée un certain temps à l'air et à la lumière, et surtout lorsqu'elle est entravée dans son cours, ce composé ferrugineux devient insoluble en passant à l'état de crénate ferrique (sesqui-crénate) et se dépose en flocons rougeâtres insolubles (1).

(1) Depuis une vingtaine d'années et sur l'avis de M. le professeur Chevalier, on utilise ce produit comme *succédané* de l'eau minérale elle-même, dans les cas où les malades veulent en faire usage au loin, ou ne peuvent aller prendre ces eaux sur place. M. le professeur Henry a approuvé cette idée, car ce dépôt représente assez bien le *produit naturel spécial des Eaux de Forges,* et sa composition chimique étant connue, il devient facile, en médecine, d'en préciser l'emploi.

Les pharmaciens du pays font, avec les sels de crénate de fer, des pastilles, des pilules et un élixir.

Les Eaux de Forges ne contiennent pas la *moindre trace d'arsenic*, ainsi que l'ont démontré les expériences de M. le Professeur Chevalier, et les recherches multipliées de M. Cisseville (1).

COMPARAISON des EAUX de FORGES

AVEC D'AUTRES EAUX FERRUGINEUSES

Les analyses ont montré que les Eaux de Forges sont des Eaux exclusivement ferrugineuses.

A part le fer, la chimie n'y constate que les sels les plus insignifiants et aux doses les plus minimes ; 25 centigrammes par litre, y compris le composé ferrugineux ; c'est moins de matériaux que n'en contient l'eau qui sert à tous nos usages domestiques.

Sous ce rapport, *Forges est donc un type dans la classe des eaux ferrugineuses pures*, c'est-à-dire de celles où, « tandis que le fer y existe en proportion thérapeutique, les autres principes s'y trouvent en proportion trop faible pour imprimer à ces eaux des caractères spéciaux » (2).

Si, maintenant, nous opposons la *Cardinale*, qui est la plus chargée en fer, aux sources ferrugineuses les plus fréquentées, à Spa et à Schwalbach, minéralisées par le carbonate de fer, nous trouvons que l'Eau de Forges supporte avec avantage la comparaison :

	SPA (3) (Pouhon)	SCHWALBACH (4) (Source Weinbrunnen)	FORGES (Source Cardinale)
Sel de fer..........	0 gram. 071	0 gram. 057	0 gram. 098
Total des différ. sels.	0 — 651	1 — 558	0 — 270
Acide carbon. libre.	1 litre 080	1 litre 368	0 litre 225

(1) Note manuscrite de M. Cisseville.

(2) Durand-Fardel, *Traité thérapeutique des Eaux minérales*, p. 226 ; 1857.

(3) *Analyse de Plateau*, 1830.

(4) *Analyse de Frésenius.*

On voit, par ce tableau, que l'Eau de Forges (1) est plus riche en fer que celles de Spa et de Schwalbach : elle contient il est vrai, moins de gaz acide carbonique libre. Est-ce là une cause d'infériorité ? Beaucoup l'admettent ; disons toutefois que M. Fontan (2) regarde le *crénate de fer* comme bien plus facilement assimilable et plus actif que le carbonate, et qu'il n'hésite pas à expliquer, par sa présence dans l'eau de la Géronstère, à Spa, ce fait bien connu que cette source, moitié moins riche en fer que le Pouhon, est cependant plus énergique.*

C'est une erreur de croire qu'une eau ferrugineuse qui ne contient que très peu d'acide carbonique doit être lourde et indigeste. Cela est vrai pour les eaux dans lesquelles le fer est dissous par l'acide carbonique, mais il n'en est pas de même pour les eaux dans lesquelles le métal est dissous par l'acide crénique, comme c'est le cas pour les eaux de Forges dont la caractéristique, au contraire, est une grande digestibilité (Dr MATHON).

LES CONDITIONS DE LA CURE

Époque. — A Forges-les-Eaux, la saison minérale commence en Juin et se prolonge jusqu'à la fin de Septembre. Les mois les plus fréquentés sont Juillet et Août ; mais les mois de Juin et de Septembre sont tout aussi favorables pour la cure.

(1) Il est regrettable que la quantité de fer contenue dans les eaux ferrugineuses n'ait pas toujours été évaluée en fer métallique. M. Henry a noté pour Forges, que 0,098 de crénate de protoxyde de fer, représentaient *58 milligr.* de fer métallique. Cette estimation n'a pas été faite pour les Eaux de Spa. Cependant M. Fontan dit que le Pouhon, le plus riche en fer, en contient à peine *5 centigr.*

(2) Fontan, *Recherches sur les eaux minérales*, 2e édition, p. 199, 1853.

Le mois de Septembre se fait en général remarquer par la constance du beau temps, qui est magnifique à Forges dès le matin, tandis que les autres villages du pays de Bray sont quelquefois enveloppés par le brouillard jusque vers les dix heures.*

**Cet avantage du climat de Forges est dû à l'altitude qui, à vingt-cinq mètres près, est la même qu'à Pau. Forges-les-Eaux, en effet, est situé dans la partie la plus haute de la Normandie* (Dr Mathon).

Il est vrai qu'à cette époque les matinées sont fraîches, mais cela n'a aucun inconvénient, car on n'est nullement obligé de boire les Eaux dès la pointe du jour.

Disons un mot des conditions climatériques et géographiques de Forges-les-Eaux :

En été, la température y est assez semblable à celle que l'on rencontre sur les bords de la mer, à Dieppe, par exemple, dont le pays n'est guère distant que d'une dizaine de lieues ; elle y est cependant plus douce, protégé qu'est le bourg par son heureuse exposition sur le versant d'un monticule qui l'abrite des vents du nord.

Pendant la belle saison, la chaleur est souvent très grande à midi, mais elle n'est jamais ni lourde ni pénible, car l'atmosphère est purifiée et tempérée par la présence des bois qui couvrent le pays et par le courant rapide des rivières qui l'arrosent ; mais les premières heures de la matinée sont souvent fraîches ainsi que les soirées. Il est donc nécessaire que les malades, en venant à Forges, soient munis de deux espèces de vêtements : ils ont besoin d'un vêtement un peu chaud pour sortir le matin et il leur faut un habillement plus léger pour la chaleur du milieu de la journée.

RECOMMANDATION IMPORTANTE

Agents de la cure. — Les Eaux de Forges se prennent en boisson, en bains et en douches.

C'est toujours le matin, à jeun et immédiatement après leur lever, qui a lieu ordinairement à 7 heures, que les baigneurs doivent descendre aux fontaines pour y boire les eaux.*

**Certainement, c'est le matin à jeun et immédiatement après le lever, que l'on devrait se rendre aux sources, pour y boire l'eau, comme on le faisait autrefois, et on ne devrait déjeûner qu'un certain temps après l'absorption du dernier verre ; Larouvière disait trois heures ; mais, depuis l'époque où écrivait ce médecin, bien des modifications se sont produites dans les habitudes des buveurs : On aime à faire grasse matinée, un peu de toilette pour se rendre à l'Établissement, et bien peu de personnes consentiraient à se rendre aux sources dès sept heures du matin.*

D'autre part, il serait difficile de faire attendre aussi longtemps, à certains chloro-anémiques, par exemple, le premier déjeûner du matin.

Voici ce que je recommande le plus souvent : Faire le petit déjeûner le matin de bonne heure et ne prendre l'eau que lorsque la digestion en est faite, c'est-à-dire vers 10 heures, afin d'avoir fini à 11 heures, soit une heure au moins avant le repas qui a lieu vers midi.

En raison de sa basse température (6 degrés 1/2) l'eau doit être bue lentement, au moyen d'un tube en verre. Elle arrive ainsi peu à peu dans l'estomac sans le glacer, ce qui ne manquerait pas de se produire si elle était absorbée rapidement.

La dose de l'eau à ingérer varie de 100 à 1800 grammes par jour et elle doit être déterminée par le médecin, qu'il est, par conséquent, nécessaire de consulter avant d'entreprendre la cure, si l'on veut en retirer quelque profit.

Le médecin doit compter avec les différentes idiosyncrasies et agir avec une très grande prudence dans la réglementation du traitement dont il doit lui-même observer minutieusement la marche. Les résultats varient extrêmement, en effet, suivant le mode d'administration des eaux.

« Le médecin, dit Campardon, dans une notice sur Forges éditée en 1881, doit être, après étude sérieuse du malade, le seul juge

du traitement qu'il convient de suivre, et c'est lui seul qui doit en indiquer la marche.

» Quand il s'agit surtout d'une eau aussi active que l'est celle des sources Royale et Cardinale, on ne saurait se montrer trop prudent, et le buveur ne doit jamais se laisser diriger par des personnes inexpérimentées. »

Dans une Étude de Thérapeutique hydrominérale, en 1873, Caulet revient sur cette nécessité de prendre les eaux à jeun, et il s'exprime en ces termes :

« Pour que l'Eau de Forges soit entièrement utilisée, il est nécessaire qu'elle soit ingérée quand l'estomac est vide et au repos ; alors l'eau passe telle quelle à travers ses parois avec tout son principe minéralisateur ; elle ne laisse aucun résidu ; les selles restent normales.

» Au contraire, si l'estomac est en travail de digestion, il n'en est plus ainsi ; la composition chimique de l'eau étant altérée et son fer précipité par les sucs acides et les matières albuminoïdes du ventricule, cet organe n'agit plus sur l'eau minérale naturelle, mais sur un précipité métallique ; dès lors, les choses se passent comme avec les préparations ordinaires de la pharmacie ; la dissolution du remède est subordonnée aux vicissitudes de la digestion, aux hasards des rencontres dans le long parcours de l'estomac et des intestins ; finalement l'absorption est très faible, comme on le sait, relativement à la masse de fer ingérée, parfois nulle ; le fer rejeté avec les selles donne une coloration noire caractéristique ».

Cet effet se produit aussi lorsque le fer, pour toute autre cause, n'est pas digéré et il suffit souvent de modifier la quantité ou la qualité de l'eau à ingérer pour le faire disparaître.

On débute en général par la **Reinette**, *puis on passe à la* **Royale**, *et l'on termine par la* **Cardinale** *; mais cette règle est sujette à beaucoup d'exceptions.*

La quantité d'eau à boire varie également selon la constitution du buveur, la nature de la maladie, l'état des organes digestifs et suivant qu'il est nécessaire d'agir sur tel ou tel organe sécréteur.

On commence habituellement par deux ou trois verres et on monte, progressivement, jusqu'à six et même douze verres et plus, dans certains cas.

L'eau est bue généralement pure, à la température des sources ; mais, je le répète, comme elle est très froide, il faut l'absorber lentement et à petites gorgées, afin d'éviter tout accident.

Suivant les circonstances, et pour en faciliter la digestion, chez les personnes très affaiblies, on y ajoute parfois un peu d'eau tiédie de la **Reinette**, *ou du sirop de gomme.*

La coutume à Forges est de faire le principal déjeûner à midi et de dîner à sept heures. La nourriture est à peu près composée de viandes rôties et succulentes (Dr Mathon).

Le traitement externe consiste en bains, douches générales, douches locales, injections et en pratiques hydriatiques.

Bien que, d'après les expériences physiologiques faites jusqu'ici sur les bains, les sels ferrugineux solubles ne paraissent pas être absorbés par la peau, il n'en est pas moins prouvé, par l'observation de chaque jour, que les bains ferrugineux sont un puissant auxiliaire du traitement interne.

On sait quelles ressources on trouve, pour le traitement des maladies chroniques dans l'emploi bien combiné des bains et des douches, ainsi que dans l'hydrothérapie, et c'est un point sur lequel nous n'avons pas à insister ; nous ferons seulement remarquer que l'Établissement de Forges se trouve placé dans des conditions exceptionnellement favorables pour l'application de l'hydrothérapie, grâce à la basse température de ses eaux (6° 1/2 pour le bassin commun), température absolument constante, qui n'est pas plus influencée par les chaleurs de l'été que par les grands froids de l'hiver.

Nous ne pensons pas qu'il existe en thérapeutique, en fait de médication tonique, de moyen aussi énergique que cette hydrothérapie ferrugineuse qui laisse bien loin derrière elle l'hydrothérapie vulgaire, et même l'hydrothérapie maritime.*

**Ces bains sont donnés dans un Établissement de construction nouvelle, élégant et confortable, renfermant l'arsenal complet de l'hydrothérapie : bains, douches de toute nature, piscine, salle de massage, d'inhalation d'oxygène, etc.* (Dr Mathon).

Durée de la cure. — Elle est, on le conçoit, essentiellement variable. A Forges comme ailleurs, la saison classique est de 21 jours ; mais il est souvent nécessaire de la prolonger plus longtemps. Lorsque les malades font plusieurs saisons, on a soin de mettre, entre chacune d'elles, quelques jours d'intervalle, pour donner du repos aux organes digestifs.*

**Il est difficile de déterminer, à l'avance, la durée de la cure ; elle dépend du sujet, de la maladie, du temps et des divers accidents qui peuvent se présenter au cours du traitement.*

Alors que 21 jours suffisent à l'anémie accidentelle, un, deux et même trois mois seront parfois à peine suffisants pour guérir la chlorose invétérée. La cure actuellement est de 30 jours (Dr Mathon).

PROPRIÉTÉS MÉDICALES

Nous avons vu que les sources de Forges étaient des Eaux exclusivement ferrugineuses, minéralisées seulement par le **crénate de fer**; il est facile de prévoir, d'après cette composition, quelles sont leurs propriétés médicales et leurs usages.

Ce sont des Eaux essentiellement toniques, réunissant au plus haut degré les vertus analeptiques et hématopoétiques aux vertus névrosthéniques (1). Elles sont employées et produisent les plus heureux effets dans tous les cas où est indiquée la médication ferrugineuse.

(1) Analeptique : qui relève les forces; hématopoétiques : qui favorise la production du sang ; névrosthénique : qui fortifie le système nerveux.

Il semble, après cela, que nous pourrions nous arrêter ici ; mais, chacun le sait, en fait de thérapeutique thermale, les résultats de l'observation clinique contredisent et démentent parfois les suggestions de la chimie, et, précisément, l'expérience a montré, depuis des siècles, que les Eaux de Forges ont une grande efficacité dans des maladies chroniques qu'on ne traite pas ordinairement par les martiaux et qui, vraisemblablement, seraient aggravées par l'emploi de différentes préparations ferrugineuses de la pharmacie.*

**En 1873, dans un ouvrage intitulé : Étude de Thérapeutique hydro-minérale, le docteur Caulet disait :*

« L'action des Eaux de Forges expliquée, il reste à se demander pourquoi l'agent ferrugineux qui les minéralise est absorbé, dans des cas où les matériaux solubles de la pharmacie, administrés d'après les mêmes principes, étaient réfractaires à l'absorption ; mais cette question confine aux questions insolubles. Nous ne savons le pourquoi de rien ; dire que la forme sous laquelle le fer existe dans ces eaux présente une perfection à laquelle nos préparations médicamenteuses ne sauraient atteindre, ne serait pas répondre et nous n'avons qu'à avouer notre ignorance. »

Mais aujourd'hui, grâce aux études du docteur Fiquet, que nous analysons plus loin, nous avons l'explication de cet inconnu que tous nous cherchions depuis longtemps.

D'autre part, il est acquis aujourd'hui à la science que c'est principalement dans le foie, la rate et la moëlle osseuse que se forment les globules du sang. On s'explique dès lors l'action reconstituante des Eaux de Forges : Non seulement elles régénèrent le globule rouge existant, par l'apport du fer qu'elles tiennent en dissolution, mais encore elles favorisent puissamment la formation des globules nouveaux, en fortifiant la moëlle osseuse et les organes chargés de produire ces globules (Dr MATHON).

Ces raisons nous forcent à entrer dans quelques détails.

Bien que nous n'ayons pas l'intention, dans cette courte notice, d'exposer, même d'une façon succincte, les phénomènes physiologiques et les effets pathogénétiques produits par les Eaux de Forges, nous ne pouvons passer sous silence quelques-unes de leurs propriétés les plus saillantes.

Nous parlerons seulement de leurs vertus stomachiques et diurétiques.

Un des premiers effets de l'usage interne des Eaux de Forges est le développement de l'appétit, qui devient bientôt excessif et se change parfois en véritable boulimie. *

**Je n'ai pu que remarquer les mêmes effets, depuis 25 ans que j'exerce à Forges.*

Diverses observations intéressantes à l'appui seront publiées sous peu (Dr Mathon).

C'est là un phénomène constant qu'on remarque chez tous les buveurs, quelle que soit la maladie qui les ait amenés à Forges, pourvu que les Eaux soient bien prises et qu'il n'existe pas de contre-indication à leur emploi.

Chaque année, on voit des malades, principalement des femmes nerveuses et des enfants, arrivant à Forges avec une inappétence complète, absolue, manifestant un dégoût, une répugnance insurmontables pour toute espèce d'aliments, ne vivant depuis des mois que de potages, recouvrer l'appétit *dès les premiers jours de la cure.*

Et cet accroissement de l'appétit ne serait pas sans inconvénients, s'il n'était pas accompagné d'un développement parallèle de la puissance digestive ; mais heureusement, malgré le peu de modération que la plupart mettent, en général, à satisfaire ce besoin renaissant, malgré les incroyables excès qui se commettent parfois à *table d'hôte*, les digestions restent bonnes, l'estomac reprend toute sa vigueur, et il est tout à fait exceptionnel de rencontrer une indigestion.*

Le docteur Fiquet nous a révélé la cause de ces phénomènes : Les Eaux de Forges contiennent une* **oxydase, *le crénate de fer, qui est un agent puissant d'oxydation. Véritable allume-feu dans nos tissus, cette* **oxydase**, *qui est un vecteur d'oxygène, favorise la combustion et, par suite, active toutes les fonctions organiques* (Dr MATHON).

Les Eaux de Forges sont aussi remarquables par leur action diurétique. Très peu de temps après avoir bu, le malade est forcé de *rendre ses eaux*, comme l'on dit, et même ce besoin, par la fréquence de son retour, est un des ennuis de la cure.

Il résulte de nos expériences que la quantité d'urine rendue l'emporte de beaucoup sur celle de l'eau ingérée.

Ces Eaux sont ainsi parfaitement appropriées aux exigences de la médication diurétique ; elles agissent vite et peuvent être supportées à des doses énormes.

Les médecins des deux derniers siècles, qui recherchaient souvent cette diurèse, ne craignaient pas d'administrer dans une matinée, 12, 16 livres d'eau et plus. Nous connaissons peu d'Eaux minérales qui puissent, sous ce rapport, entrer en comparaison avec celles de la source Cardinale.

Cette facile digestibilité des Eaux de Forges, lorsqu'elles sont bien prises et que rien ne les contre-indique, et leur innocuité, même lorsqu'on les prend ainsi à l'excès, est un des points les plus caractéristiques de leurs propriétés.

Il y a longtemps qu'on a remarqué qu'elles ne produisent pas, chez les personnes qui en font usage, les accidents qui accompagnent ordinairement l'emploi des ferrugineux.

Notre prédécesseur, M. Cisseville, attribue ce fait à la présence des acides organiques (crénique et apr ocrénique) qui, dit-il, « par leur combinaison avec l'oxyde de fer, en modifient les propriétés médicales, en ce sens qu'ils neutralisent sa qualité souvent trop astringente et trop styptique, tout en lui conservant son action tonique et fortifiante sur l'économie ».

Quoi qu'il en soit de cette théorie, il est établi, par un grand nombre d'observations, que les Eaux de Forges sont tolérées par des sujets irritables qui n'avaient pu, jusque-là, supporter d'autres préparations ferrugineuses, et l'on voit, chaque année, ces mêmes Eaux réussir dans des cas où les martiaux bien indiqués, employés avec persévérance et bien supportés, n'avaient néanmoins produit aucun bon résultat.*

**Jusqu'en ces derniers temps, on ne s'expliquait pas très bien l'action si remarquable des Eaux de Forges, qui, dit le Dr Caulet, produisent des effets surprenants dès les premiers jours de traitement, et longtemps avant que le sang n'ait été régénéré.*

Dans une communication à l'Académie de Médecine, le docteur Caulet en attribuait les effets au fer organique qu'elles tiennent en parfaite dissolution.

Je partageais moi-même cette opinion, et j'attribuais, en outre, les bienfaits de cette cure rapide à la situation climatérique de Forges, à l'air marin qu'on y respire, et qui y arrive très pur et dépouillé de toute violence, après un parcours de dix lieues à travers les bois et les prairies, quand le docteur Fiquet, chef des travaux de Chimie Biologique de la Faculté de Médecine de Paris, après avoir étudié les Eaux de Forges d'une façon toute spéciale, est venu nous en révéler les veritables causes, dans un article paru dans la Presse Médicale, le 19 Octobre 1901, sous le titre « **La Médication martiale dans la chlorose — les Oxydases en Thérapeutique** ».

Après avoir passé en revue les différentes théories émises sur la médication martiale, et rapporté les diverses préparations en usage, le docteur Fiquet montre que les nombreux travaux de Hayem, Albert Robin, Huchard et Gilbert, ont bien établi l'assimilation du fer médicamenteux.

« Si le traitement ferrugineux n'est pas toujours suivi de succès, dit-il, c'est parce que les fonctions digestives sont troublées, comme le font judicieusement remarquer la plupart des cliniciens, et qu'il faut soigner l'estomac avant d'administrer le traitement martial ».

« Actuellement, ajoute-t-il, la généralité des médecins regardent le fer comme un aliment nécessaire du sang. Liébig l'a dit : « Si le fer était exclu des aliments, la vie organique serait impossible ».

Après Mialhe, Péreira, Liebig, Bouchardat et Hirtz, le docteur Fiquet déclare que le fer favorise la production des globules rouges, qu'il fortifie l'organisme et constitue un véritable aliment du sang.

« Suivant Corneliani, rapporte-t-il, sur trente chlorotiques, cette augmentation s'est produite dans la proportion de un sur trois, au bout de deux mois de traitement ».

« D'après Hayem, quand les globules n'augmentent pas, l'hémoglobine est modifiée, devient plus active, sa couleur se fonce sous l'influence de l'assimilation du fer ».

Le docteur Fiquet prouve que l'influence des ferrugineux doit être rapportée, en grande partie, à une action chimique, et il considère certains ferrugineux comme des **oxydases**.

On appelle ainsi des composés organiques complexes, solubles dans l'eau, renfermant dans leur molécule un métal comme le fer, le manganèse, etc., instables et se détruisant facilement sous l'influence de la chaleur.

« Ces oxydases absorbent l'oxygène avec facilité et le transportent ensuite sur des combinaisons qu'elles oxydent ; en un mot, ce sont des **vecteurs d'oxygène**.

« Le crénate de fer qui existe dans l'eau minérale de Forges-les-Eaux, constitue une véritable oxydase. Il absorbe avec facilité, spontanément et rapidement, une grande quantité d'oxygène qu'il cède ensuite aux matières organiques. Ce crénate de fer se conduit comme l'hémoglobine elle-même, en portant l'oxygène dans l'intimité des cellules. Son importance est incontestable, puisque son intervention vient suppléer à l'insuffisance des globules rouges, auxquels il apporte le fer qui est nécessaire à leur régénération, en même temps qu'il supplée à l'insuffisance des ferments oxydants naturels contenus dans le protoplasma cellulaire. C'est ce qui explique, ajoute le docteur

Fiquet, l'action immédiate des Eaux de Forges signalée par le docteur Caulet dans une communication à l'Académie de Médecine ».

Après avoir étudié l'action des ferrugineux dans la chlorose, le docteur Fiquet établit que la chlorose est une maladie de l'évolution globulaire :

« Si on introduit, dit-il, des ferrugineux crénatés dans l'organisme, on renforce l'action chancelante de l'hémoglobine, l'action intermédiaire des oxydases naturelles, ainsi que l'apport de l'oxygène aux cellules ; en un mot, on augmente les moyens d'oxydation qui constituent les phénomènes de la vie ».

« En résumé, la médication ferrugineuse a une action reconstituante sur les hématies ou globules rouges du sang. Elle fournit à l'économie le fer qui lui est nécessaire ».

Mais le docteur Fiquet fait une distinction : « Tous les ferrugineux n'ont pas la même valeur, dit-il ; il est évident qu'ils agiront d'autant mieux qu'ils seront moins stables, c'est-à-dire qu'ils seront constitués de façon à absorber plus facilement l'oxygène et à le céder ensuite, c'est-à-dire qu'ils se rapprocheront le plus des ferments oxydants. C'est le propre du crénate de fer contenu dans les Eaux de Forges. »

Dans un **Recueil d'observations** *que je publierai prochainement, j'aurai l'occasion de citer des cas remarquables de l'action du* **crénate de fer** *sur l'élément globulaire du sang, entre autres, celui d'un enfant de trois ans et demi, qui fut envoyé à Forges par le docteur Legendre de Paris. Cet enfant était chlorotique et présentait des lésions hématiques de l'anémie simple, sans leucémie.*

Soumis à l'analyse le 19 Juin 1900, le sang de cet enfant révélait l'existence de 1.900.000 globules rouges seulement. Après une cure faite à Forges, en août, le nombre des globules donnait à l'analyse 2.920.000, le 12 Septembre; et, 3.800.000 un peu plus tard (Dr Mathon).

Les Eaux de Forges ont été administrées avec succès dans un très-grand nombre de maladies. A l'époque de leur plus grande vogue, on les regardait comme une panacée propre à guérir presque tous les maux.

« De ce grand nombre de personnes qu'on voit aux sources, écrivait Linand (1) en 1697, à peine en trouve-t-on deux, si on excepte ceux qui sont attaqués de la pierre, dont le nombre est toujours assez grand, pendant toute la saison des eaux, à peine, dis-je, en trouve-t-on deux, en même temps, ayant la même indisposition ; aussi, ajoute-t-il, il serait plus aisé, et on aurait peut-être plus tôt fait, de dire quels sont les maux auxquels les Eaux minérales de Forges ne sont pas propres, que de faire le détail de tous ceux qu'elles guérissent ».

On comprend, en effet, qu'il n'existe guère de maladie, tant aiguë que chronique, qui ne puisse présenter, à un moment de son évolution, l'indication des ferrugineux, et nous n'avons pas le courage de transcrire ici la longue énumération de celles qui ont ainsi bénéficié de l'usage des Eaux de Forges.

Du reste, les progrès de la médecine moderne et les admirables découvertes de l'hématologie, en faisant connaître l'anémie et en définissant la cachexie, ont rendu cette tâche bien inutile : les Eaux de Forges produisent les plus heureux effets dans les états morbides où l'élément globulaire, c'est-à-dire l'élément ferrugineux du sang fait défaut, dans tous les cas où, sans trouble fonctionnel apparent, la nutrition, *la faculté d'assimiler* est troublée.

Mais ces Eaux n'ont pas seulement des vertus toniques et hématopoétiques; si simple que paraisse leur composition, la médication thermale dont elles sont l'agent est bien plus complexe et son rôle plus étendu ; après cette indication générale, nous devons donc faire ressortir ce qu'il y a de plus *spécial* dans leur thérapeutique.

Voies digestives. — Ces Eaux sont employées avec succès dans la débilité profonde des voies digestives produite par de

(1) Linand, *Nouveau traité*, etc., p. 17 ; 1697.

longues fièvres, continues ou intermittentes, alors que les symptômes d'irritation intestinale ont cessé et qu'il ne reste plus qu'une faiblesse organique avec pâleur des tissus.

Nous avons dit qu'elles étaient stomachiques ; en tout temps on les a employées contre les différents maux d'estomac et les dyspepsies ; mais, ici, il importe de bien distinguer : elles conviennent dans les cas de dyspepsies *primitivement* atoniques, asthéniques, quelle qu'en soit d'ailleurs la manifestation symptômatique.

Le type de ces cas est fourni par des femmes nerveuses, chez lesquelles il semble que les fonctions gastriques soient anéanties; on dirait que la muqueuse de l'estomac est anesthésiée, comme le sont la peau et les muqueuses extérieures.

C'est ici que les Eaux de Forges font véritablement merveille ; on les voit ramener en quelques jours l'appétit et la digestion, alors que les toniques les plus énergiques, les amers les plus actifs ont échoué.*

**Quant aux maladies de l'estomac, la qualité acidule et l'action apéritive des Eaux de Forges leur donnent des propriétés merveilleuses dans le traitement des gastrites chroniques, muqueuses, hyperpeptiques, atrophiques scléreuses, de la dilatation et atonie de l'estomac.*

D'un autre côté, en entretenant le bon fonctionnement de l'organe digestif, elles préviennent les gastrites catarrhales, et les indigestions. Par leur effet sédatif, elles guérissent les gastrites hystériques, nerveuses, reflexes (Dr Mathon).

Il n'en est plus de même et les Eaux de Forges sont généralement contre-indiquées dans les dyspepsies *cum materia*, où l'atonie est secondaire et liée à l'existence actuelle d'une affection de l'estomac, comme dans les états muqueux chroniques, dans les dyspepsies de sujets dartreux ; dans ce que les Allemands nomment le catarrhe gastrique et les Anglais la dyspepsie irritative.

Non pas que, dans les différentes périodes de ces dyspepsies, il n'arrive quelquefois un moment où les ferrugineux ne produisent de bons résultats, mais c'est là une indication accidentelle, et la médication thermale de Forges ne donne plus alors les brillants succès qu'elle donne dans les autres cas (1).

Les Eaux de Forges sont indiquées à divers titres et fournissent les meilleurs résultats dans la diarrhée et la dysenterie chronique.

« En 1768, dit M. Cisseville, toute la population de Forges, tourmentée par une diarrhée ancienne, se guérit en buvant de la *Reinette.* »

Le même traitement fut opposé, avec le même succès, en 1812, à une épidémie de dysenterie.

Le Docteur Cisseville, auquel une expérience de quarante-cinq années de pratique, à Forges, avait donné une connaissance approfondie de ces Eaux, pensait que, dans le cas de dysenterie chronique avec engorgement viscéraux, contractée dans les pays chauds, l'eau de la *Reinette* constituait le meilleur traitement possible, dont on pouvait dire : *nullum simile aut secundum.*

Maladies des femmes. — C'est surtout au traitement des différentes maladies des femmes que les eaux de Forges doivent leurs plus éclatants succès.

S'il est vrai que *la chlorose domine la pathologie de la femme,* on peut dire avec non moins de raison que *le fer en domine la thérapeutique.* Et ici, le fond l'emporte sur la forme, les accidents les plus dissemblables, les plus opposés, éprouvent les mêmes bienfaits des ferrugineux. Aménorrhée, dysménorrhée, ménorrhagie, accidents de la puberté et de la ménopause, affections utérines *chroniques*, nerveuses, inflammatoires, catarrhales :

(1) Dans ces cas cependant, l'eau de la *Reinette*, plus légère, peut être employée (Dr Mathon).

il semble que tous ces accidents sont entretenus par la même cause et le plus communément par *une maladie à fer*.

Ces cas sont le triomphe des Eaux de Forges ; elles amènent souvent une guérison solide, chez des sujets qui ont pris pendant longtemps, sans avantages ou sans succès durable, les préparations ferrugineuses ordinaires, et elles constituent une ressource précieuse dans les circonstances si fréquentes où l'estomac trop irritable ne peut supporter les préparations martiales de la pharmacie.

On connaît la grande réputation de ces Eaux dans le traitement de la stérilité ou, si l'on veut, des maladies qui en sont la cause ordinaire. *

Tous les auteurs se louent à l'unanimité de l'action des Eaux de Forges dans les maladies de l'appareil génital de la femme.

Nous sommes d'avis, avec Campardon, que toutes les difficultés ou troubles de la menstruation, depuis la puberté jusqu'à la ménopause, que toutes les affections utérines subaiguës, résultant de fatigues ou de fausses couches, que toutes les affections chroniques, qu'elles aient eu un début franchement inflammatoire ou insidieux, qu'elles soient catarrhales ou non, guérissent rapidement à la suite d'une ou plusieurs saisons à cette Station.

Les femmes qui n'ont pu concevoir à la suite d'une de ces affections, voient généralement leur stérilité cesser après une ou deux saisons à Forges-les-Eaux.

La stérilité qui tient souvent à un état anémique ou chlorotique, est également combattue efficacement par l'emploi des Eaux de Forges, et cesse de même, après une ou deux saisons, si le traitement est bien dirigé: La cause cessant, les effets disparaissent (Dr MATHON).

Signalons aussi leur efficacité pour prévenir le retour de ces fausses couches remarquables, chez certaines femmes, par leur fâcheuse tendance à se reproduire, alors qu'elles ont eu lieu une première fois : « **Nous ne nous rappelons pas avoir vu, dans ces cas, un seul exemple de non-réussite** », écrivait M. Cisseville.

Maladies du système nerveux. — Un grand nombre de névroses nécessitent l'administration des ferrugineux.

Ceux-ci, le plus souvent, les guérissent en modifiant la crase du sang, *sanguis moderator nervorum;* mais les succès qu'ils donnent dans des affections où il n'existe ni chlorose, ni anémie, et la rapidité avec laquelle ils opèrent, montrent qu'ils ont encore d'autres modes d'action.

Le fer, en effet, n'est pas seulement un agent d'hématopoèse, il exerce aussi une action toute spéciale sur le système nerveux; et, sans y rattacher la vertu antifébrile attribuée à certains ferrugineux (le sulfate de fer, par exemple, qu'un bon auteur, Marc, regardait comme aussi efficace à la dose de 4 grammes, que le quinquina), on sait qu'en Angleterre, depuis les travaux d'Hutchinson (1820), le carbonate de fer, à hautes doses, est devenu le traitement vulgaire, banal, du tic douloureux et même de toutes les névralgies indistinctement : son action est alors rapprochée de celle du sulfate de quinine et de l'arsenic, et telle est la confiance que les médecins anglais ont en la puissance hyposthénisante de cet agent, qu'ils ne craignent pas de l'employer comme sédatif, à des doses énormes, contre les affections les plus graves du système nerveux.

Or, cette action spéciale sur le système nerveux, qu'on a tant de peine à obtenir des préparations pharmaceutiques, on l'acquiert rapidement et sûrement par l'emploi des Eaux de Forges.*

* *Dans un mémoire présenté à l'Académie de Médecine, le docteur Caulet avait déjà signalé l'action sédative, presque immédiate des eaux ferrugineuses de Forges, dans des cas où il n'avait jamais rien obtenu de l'emploi des martiaux ordinaires.*

Après avoir recherché quelle était l'influence du climat, de la température des Eaux., etc, il en a attribué les effets remarquables au fer qu'elles tiennent en dissolution, en faisant observer toutefois que ces effets pouvaient être attribués à une autre cause encore inconnue.

Il fondait son opinion sur les travaux de Hutchinson, et les ouvrages d'Elliotson qui a administré jusqu'à 500 grammes de fer à un tétanique qui s'en trouva bien. Il se fondait également sur les publications de Giacomi et de Vallein qui ont vanté tour à tour les préparations martiales dans les névralgies.

« En général, toutes les eaux qui contiennent des principes chalybés, loin d'être calmantes, sont au contraire excitantes. Or, dit le docteur Caulet, les Eaux de Forges produisent des résultats opposés, et elles agissent aussi efficacement que d'assez fortes doses de bromure de potassium, et cela **un temps très court après leur ingestion.** *»*

Le docteur Caulet établit ainsi que l'action du fer dans le traitement des maux de nerfs, ne se tire guère que de l'indication générale : anémie, etc.

Cette action spéciale que l'on a tant de peine à trouver avec les préparations pharmaceutiques (on sait à quel prix et avec quels inconvénients) est obtenue facilement avec les Eaux crénatées de Forges.

Comme je l'ai déjà exposé, plusieurs théories ont été émises, mais toutes s'effacent devant celle du savant chimiste, le docteur Fiquet, chef des Travaux de chimie biologique de la Faculté de Paris, qui, en nous expliquant l'action des oxydases, a mis à nu ce qu'il y avait d'inconnu dans les quasi-miracles des cures produites par les Eaux de Forges.

La plupart des névroses sont dues à la chlorose, à l'anémie, et sont, par conséquent, tributaires des eaux de Forges, comme il a été dit plus haut. Les passer toutes en revue, serait donner à cette brochure une ampleur qu'elle ne comporte pas. Mais, il en est trois principales que je ne puis passer sous silence : ce sont l'hystérie, la chorée ou danse de Saint-Guy, et la neurasthénie.

Que de fois ai-je eu à donner mes soins à des jeunes filles à peine pubères, ou dont la puberté était fortement en retard, qui étaient impressionnables à l'excès, pleuraient à la moindre contrariété, éclataient en sanglots au moindre reproche, étaient vives, irritables, jalouses, sujettes à la migraine, à des insomnies, à des hallucinations, à des spasmes nerveux, à des troubles sensitifs, à des syncopes, et qui, avec cela, avaient souvent un teint pâle, une figure bouffie, des muqueuses exsangues, de la constipation, de la leucorrhée, des bruits de souffle au cœur et aux gros vaisseaux, et qui sont toutes parties guéries ou fortement améliorées, après une seule saison à Forges.

La chorée que Germain Sée a reliée, dans la plupart des cas, au rhumatisme ou à une maladie infectieuse, trouve toujours une amélioration à Forges-les-Eaux.

Quant à l'autre, beaucoup plus fréquente que l'on ne croit, et qui est liée à la chlorose, ainsi que l'ont établi les travaux de Cullen, Hutchinson, Fletcher, etc.. elle guérit aussi très bien à Forges, en même temps que la maladie qui lui donne naissance : la disparition de la cause entraînant celle des effets.

La neurasthénie, affection générale du système nerveux, que Beard a dégagée de l'ancien et vague **nervosisme**, *tient une grande place dans la pathologie moderne.*

Survenue presque toujours à la suite d'excès, de surmenages, de peines morales, d'affections chroniques et surtout utéro-ovarienne, cette affection trouve bien peu de remèdes efficaces dans la pharmacopée ; mais on peut affirmer qu'une cure à Forges-les-Eaux en a toujours raison, et produit une guérison durable (Dr Mathon).

Nous avons dernièrement présenté à la Société d'hydrologie une série d'observations (vomissements nerveux, gastralgie, entéralgie, névralgie faciale, névralgie générale, insomnie, nervosisme, etc ,) dans lesquelles on voit les symptômes nerveux s'amender, puis disparaître dès les premiers jours de la cure et bien avant qu'il soit possible d'imaginer une modification dans la crase du sang.

Ces faits, qui nous avaient grandement surpris, mais qui s'expliquent par la rapidité avec laquelle les Eaux de Forges provoquent cette action sédative ferrugineuse sur le système nerveux, ces faits, dis-je, montrent que, dans le traitement des maladies nerveuses, l'indication des ferrugineux, ou du moins des Eaux de Forges, ne doit pas se tirer uniquement de l'état dú sang.

Quoi qu'il en soit, on compte depuis longtemps, au nombre des maladies qui se guérissent à Forges, les vomissements nerveux des jeunes femmes et les névroses douloureuses du tube digestif ; l'hystérie vaporeuse et l'hystérie convulsive ; et, enfin, cet état particulier du système nerveux décrit autrefois sous le nom de *mobilité nerveuse*, auquel on a donné de nos jours le nom de *nervosisme*.

Les Eaux de Forges sont aussi employées avec avantage dans certaines paralysies ; malheureusement leurs indications, dans ces cas, ne sont pas toujours faciles à apprécier.

Que ces eaux réussissent dans les paralysies hystériques, chloro-anémiques, dans la paralysie diphthérique, dans celles qui accompagnent la convalescence de certaines maladies aiguës, en un mot, dans les paralysies *dynamiques*, *fonctionnelles*, cela n'a rien d'étonnant ; mais elles ont procuré des succès inespérés dans des cas de paralysie ancienne (hémiplégie, paraplégie, affaiblissement général de la motilité) *paraissant* liés à une affection organique des centres nerveux.

Ainsi M. Cisseville, dans un mémoire couronné par l'Académie de médecine, en 1863, a donné la relation de plusieurs cas de paralysies graves, supposées organiques, durant depuis plusieurs années, qui ont trouvé, à Forges, une guérison radicale, et tout à fait inattendue (1).

Ces faits sont d'autant plus intéressants que la plupart ont trait à des hommes, et que le diagnostic : ramollissement cérébral, avait été porté par les praticiens les plus compétents (MM. Barbier d'Amiens, Padieu d'Amiens, Rostan et Marjolin père, Parchappe, etc.).

« A ce sujet, dit M. le professeur Tardieu, on ne saurait trop multiplier ces exemples, qui peuvent servir à éviter

(1) *Mémoire de l'Académie impériale de médecine*, t. XXVI.

l'une des erreurs les plus fréquentes dans la pratique médicale ».*

* *Les différentes manifestations de la scrofule, les états cachectiques qui ont pour cause la syphilis ancienne, l'intoxication paludéenne ou l'anémie des pays chauds, sont promptement guéris à Forges-les-Eaux.*

L'albuminerie et le diabète se trouvent aussi très bien d'une ou de plusieurs saisons à Forges ; il est facile de comprendre que les malades atteints de cette affection, étant, en général, dans un état très prononcé de misère physiologique, doivent être soulagés par l'usage de ces Eaux. Au bout de quelques jours, la soif diminue, l'appétit revient, les forces renaissent et l'état général de ces malades se modifie d'une façon manifeste. (Dr Mathon).

Maladies des organes urinaires. — Dès les premiers temps de leur découverte, les Eaux de Forges se sont acquis la réputation de guérir la *pierre*. Pendant plus de deux siècles, ce fut là leur *spécialité*, et, certes, voilà un résultat que ne laisse guère soupçonner la connaissance de leur composition chimique.

Nous avons dit qu'en 1633, le cardinal de Richelieu vint a Forges se guérir de sa gravelle. En 1697, Linand nous apprend, nous l'avons vu, que « de ce grand nombre de personnes qu'on » voit aux sources, à peine en trouve-t-on deux, en même temps, » ayant les mêmes indispositions, **si l'on en excepte ceux qui » sont attaqués de la pierre, dont le nombre est toujours » assez grand pendant la saison des eaux.**

» L'expérience fait voir, ajoute-t-il, que les Eaux de Forges » sont d'une vertu si singulière pour les suppressions d'urine, » les coliques néphrétiques, la pierre et la gravelle, qui en sont » les causes les plus ordinaires, les ardeurs ou âcretés d'urines, » **qu'on peut assurer qu'il n'y a point de meilleur remède pour » ces sortes de maux.**»

Il ne craint pas de comparer leur action, dans ces cas, à celle du quinquina dans les fièvres intermittentes.

Larouvière, médecin du Roy et intendant des eaux, qui écrivait quelques années plus tard, remarque aussi « qu'une « grande partie des malades qui viennent à Forges sont affectés « de **gravelle, coliques néphrétiques, difficultés d'uriner,** etc. »

Cet auteur rapporte six observations d'affections calculeuses des voies urinaires, dans lesquelles les malades ont trouvé, à Forges, une guérison complète dès leur premier voyage.

C'est de cette cruelle maladie, à laquelle les prédispose naturellement leur vie sédentaire, qu'étaient atteints la plupart de ces « religieux, de ces moines de toutes les couleurs », dont parle Mlle de Montpensier, dans ses Mémoires (1).

La tradition a conservé, dans les monastères, le souvenir de ces propriétés curatives des Eaux de Forges, où l'on voit encore, de temps en temps, des religieux venir chercher, *suà sponte*, un remède à la maladie dont nous parlons.

Nous avons vu, l'année dernière, deux buveurs qui avaient été guéris de coliques néphrétiques et de gravelle, après une seule saison passée à Forges, et qui revenaient prendre les eaux par précaution. Ces malades avaient vainement demandé leur guérison à d'autres sources (Vichy, Contrexéville), où ils n'avaient trouvé qu'un soulagement temporaire.

Malheureusement, en l'absence d'un examen direct, nous n'avons pu savoir quelle était, au juste, la composition des graviers rendus.

Il est vraisemblable que, dans ces cas, les Eaux de Forges opèrent de deux façons différentes : par leurs vertus éminemment diurétiques, elles agissent localement sur les voies urinaires; elles modèrent l'irritation des canaux excréteurs, et, finalement, provoquent l'expulsion des concrétions ; d'autre part, en tant que préparation ferrugineuse, elles remédient aux troubles de la digestion, dont le dérangement est la cause ordinaire des altérations, dans la composition de l'urine et de l'affection calculeuse.

---

(1) Voyez *la Notice-Album de Forges*, page 8.

La plupart des auteurs qui ont écrit sur les Eaux de Forges prétendent qu'elles attaquent, désagrègent et tendent à dissoudre les pierres. Cette action doit être bien insignifiante, si tant est qu'elle existe réellement (1).

Les Eaux de Forges ne sont pas moins efficaces dans le traitement des catarrhes de la vessie (1).*

* *Ces Eaux produisent, du côté des reins, une diurèse qui se rencontre rarement, à ce point dans les eaux ferrugineuses.*

On observe, d'autre part, une modification très prononcée dans la force du jet : il y a donc réveil ou excitation de l'action musculaire qui chasse l'urine de la vessie, ce qui explique, en grande partie, les expulsions de graviers ou de calculs, et les évacuations catarrhales.

A ce sujet, il est intéressant de rapporter ici les appréciations du docteur Delefosse, rédacteur en chef des Annales des Maladies des organes genito-urinaires.

Voici textuellement ce qu'il écrit, dans une brochure publiée en 1895, sour le titre : « **La Gravelle urique, son traitement à Forges-les-Eaux** *»:*

« Si l'on compare dit-il, la composition des Eaux de Forges avec celle des sources réputées à juste titre pour le traitement de la gravelle, on voit qu'elles ne renferment pas les principes auxquels on attribue les vertus **lithontriptiques** (2) *; elles ne contiennent ni bicarbonate de soude, ni carbonate de lithine ; à peine quelques traces de sulfate de chaux. Cette composition spéciale viendrait à l'appui de l'opinion de Bunge.*

« Si l'on veut chercher à empêcher la formation des calculs dans la vessie par l'administration d'alcalis, ou provoquer la dissolution de calculs excitants, il est certainement plus rationel d'ordonner des fruits et des pommes de terre que les eaux alcalines, car nous ne savons quels troubles peuvent résulter d'un usage prolongé de ces dernières ».

---

(1) Un des malades dont nous avons parlé nous affirmait que les graviers paraissent attaqués à leur surface, et comme corrodés, lorsqu'on les laissait macérer pendant quelque temps dans l'eau de la *Cardinale*.

(2) *Lithontriptique* : Propre à dissoudre les pierres ou calculs développés dans nos organes.

Et plus loin, à propos des sels de lithine, si employés en France contre la gravelle : « Comme le sel de lithium de l'acide urique est plus soluble dans l'eau que les sels de soude ou de potasse, on a cru devoir combattre la diathèse urique par l'administration de quelques décigrammes de carbonate de lithine ou d'eau minérale contenant un centigramme de lithium par litre d'eau. Ceux qui ont préconisé cette idée naïve avaient certainement oublié l'existence de la loi Berthollet. Nous savons que, dans des solutions contenant des bases et des acides, chaque acide se répartit sur toutes les bases en raison de leurs masses respectives. Le lithium ne fixera donc qu'une partie infime de l'acide urique, dont la grande masse se combinera au sodium, que nous absorbons en quantité relativement considérable sous forme de chlorure. On retrouvera la plus grande partie du lithium dans l'urine, combiné au chlore du sel de cuisine, à l'acide phosphorique et à l'acide sulfurique. La solubilité de l'acide urique ne sera pas augmentée. »

Le docteur Delefosse expose ensuite les propriétés merveilleuses des Eaux de Forges dans la guérison de la gravelle, propriétés qui ont été appréciées, dit-il, pendant près de 200 ans. A l'appui, et pour terminer, il rapporte de nombreuses **Observations** *attestant la valeur incontestable de ces Eaux.*

Nous aurons à revenir plus tard sur ce sujet (Dr Mathon).

L'expérience a montré que l'incontinence nocturne d'urine des enfants cédait parfois à l'usage de ces eaux. C'est une ressource de plus à enregistrer dans le traitement d'une affection qui résiste si souvent aux soins des parents et aux efforts du médecin.

Enfin, pour terminer ce que nous avons à dire de *spécial* sur les usages thérapeutiques de l'Eau de Forges, nous mentionnerons l'heureux parti qu'on a tiré de leur emploi externe, en lotions, irrigations, injections et douches, dans les cas d'ulcères atoniques, scrofuleux et scorbutiques, dans les trajets fistuleux, dans l'ozène, etc.

Paris - Imp. Emile Levy, Martinez et Cie, 132, rue Montmartre.

70

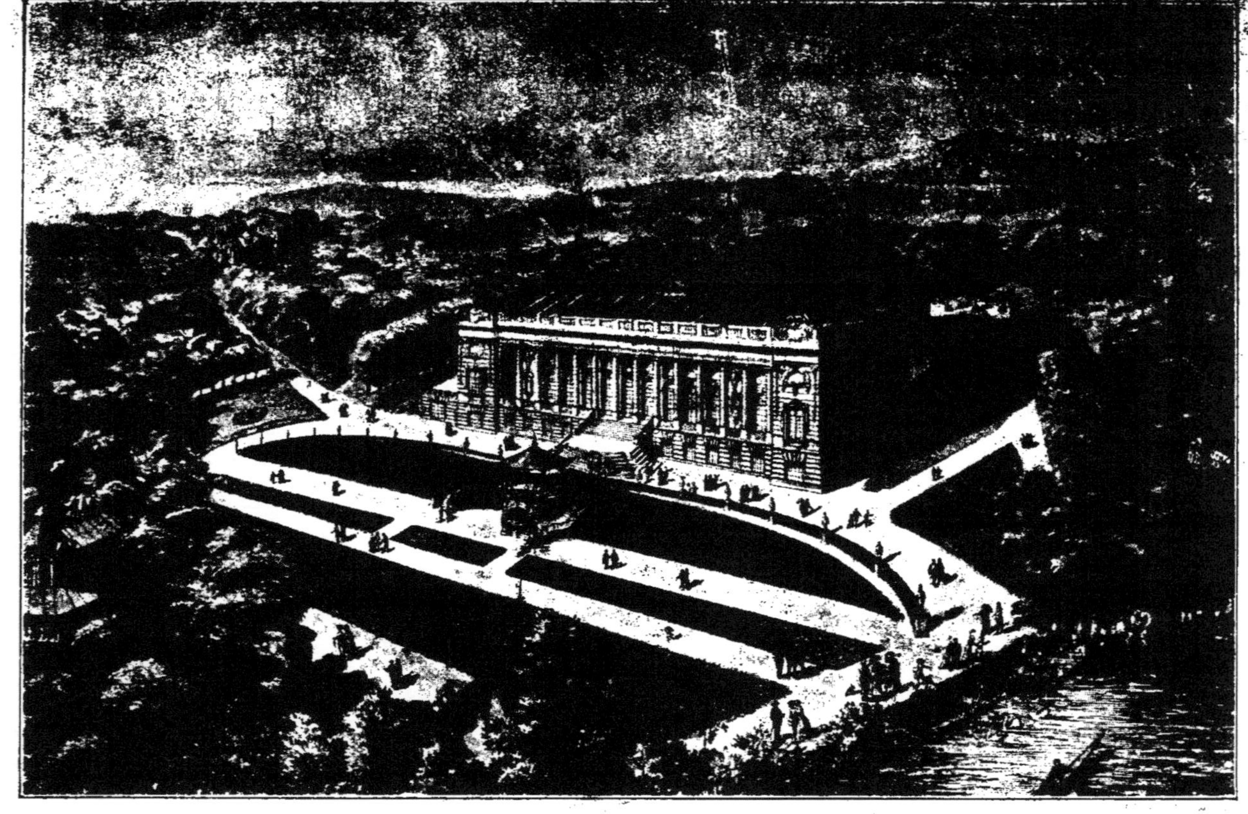

PALAIS D'ÉTÉ EN CONSTRUCTION A FORGES-LES-EAUX (HENRI FIVAZ, Architecte)

La partie surmontée d'un campanile sera ouverte au public pour la Saison 1902

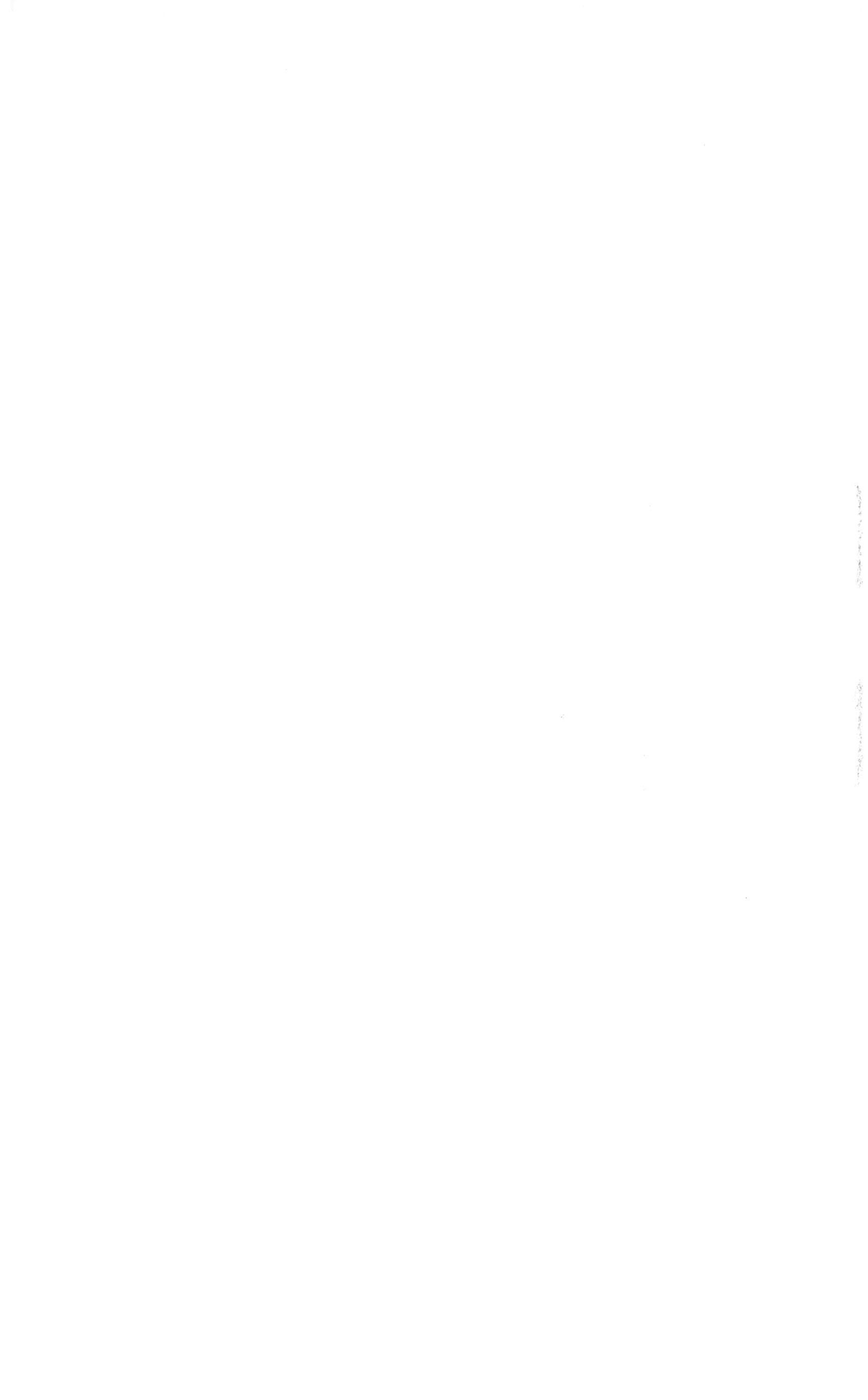

www.ingramcontent.com/pod-product-compliance
Ingram Content Group UK Ltd.
Pitfield, Milton Keynes, MK11 3LW, UK
UKHW021038180726
13838UKWH00004B/1885

9 782329 409481